AF401423

CONTRIBUTION A L'ÉTUDE

DE

L'ATONIE NERVEUSE

ET DE

L'ATROPHIE MUSCULAIRE

PAR

Le Docteur J.-A. FRESCO,

Ancien élève de l'École royale des Chirurgiens de Londres,
Licencié ès-Sciences,
Ex-conférencier à l'Institut Britannique,
Membre de la Société Industrielle et de la Société d'Horticulture.

PARIS

G. MASSON, ÉDITEUR

Boulevard Saint-Germain, 120

1883

CONTRIBUTION A L'ÉTUDE

DE

L'ATONIE NERVEUSE

ET DE

L'ATROPHIE MUSCULAIRE

PAR

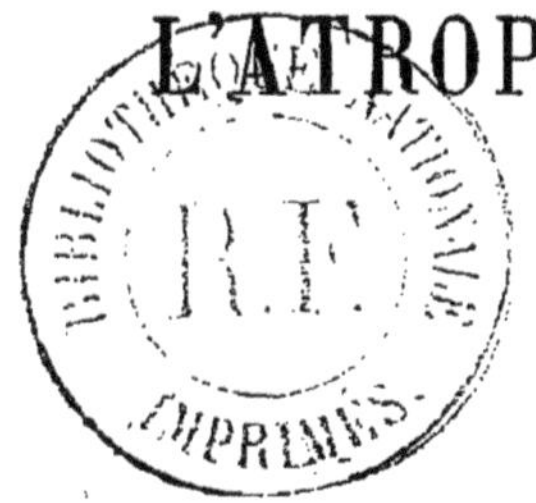

Le Docteur J.-A. FRESCO,

Ancien élève de l'Ecole royale des Chirurgiens de Londres,
Licencié ès-Sciences,
Ex-conférencier à l'Institut Britannique,
Membre de la Société Industrielle et de la Société d'Horticulture.

PARIS

G. MASSON, EDITEUR

Boulevard Saint-Germain, 120

1883

CONTRIBUTION A L'ÉTUDE

DE

L'ATONIE NERVEUSE

ET

DE L'ATROPHIE MUSCULAIRE

AVANT-PROPOS.

L'atonie nerveuse et l'atrophie musculaire, dont l'étude a donné lieu aux beaux travaux de MM. Duchenne, de Boulogne, de Sanson et Araniot, a toujours attiré l'attention des observateurs studieux des troubles physiologiques, et de nombreuses recherches ont eu lieu tant en France, qu'en Allemagne et en Angleterre sur les différents phénomènes que soulèvent ces accidents.

Des résultats importants ont été élucidés sur certains points, comme nous le verrons par la suite dans le cours de ce travail; mais la solution désirée est encore loin d'être résolue d'une façon satisfaisante, et demande de nouvelles et nombreuses recherches anatomiques et physiologiques. Les observations d'atonie nerveuse et d'atrophie, que je dois à l'étude et l'observation de ces phénomènes, renferment assez de points intéressants aux divers égards sous lesquels il convient d'envisager ce sujet intéressant. Les troubles nerveux si complexes se présentent dans de telles conditions, qu'il serait peu convenable de les regarder comme des accidents fortuits.

C'est pour cette raison que nous allons en faire l'étude. Pour mettre les faits relevés, et bien exposer la question, j'ai pensé de les rapporter, autant qu'il m'était possible, aux faits antérieurement acquis à la science, cherché à décrire l'histoire générale de cet état maladif. L'énoncé des faits relevés devra donc être dans l'état actuel de la science divisé en quatre parties : la première étant l'exposé des cas où l'énervation musculaire est le fait primitif et prédominant ; dans la seconde les observations de l'atonie nerveuse si intéressantes, mais heureusement moins nombreuses ; troisièmement, les accidents locaux ; et quatrièmement, des effets néfastes rangés sous les divers phénomènes cérébraux.

Nous commencerons par l'étude de l'énervation musculaire et cutanée, nous exposerons quelques causes auxquelles on doit attribuer les symptômes, la marche et le traitement galvanique, puis nous passerons aux phénomènes d'atonie, ensuite les déformations qui surviennent avec les accidents secondaires ; nous terminerons par l'étude des lésions cérébrales.

I.

D'après les statistiques relevées sur un grand nombre de malades par Roberts, l'affection débute sans pouvoir définir une cause bien déterminée, bien qu'on sache quelles sont les influences diverses qui peuvent presque toutes être énoncées, mais ce serait nous entraîner loin de notre sujet. Dans la plupart de ces observations, le developpement de la maladie s'attribue aux causes prédisposantes et aux causes accidentelles. Les causes prédisposantes sont relatives aux excès sexuels, à l'avancement en âge, à quelques indices d'hérédité, à l'exercice de profession qui expose le sujet, ou bien aux grandes fatigues, ou bien à l'humidité, aux courants d'air pendant un travail laborieux, et encore à l'emploi des excitants. Les excès sexuels donnent le plus grand nombre de cas et présentent des variétés très remarquables dans les observations faites par Locock : sur 90 malades, il y eut 75 hommes pour 15 femmes. Dans notre propre observation, les malades sont tous mâles. L'époque à laquelle les premiers indices se manifestent est vers la trentième année, suivant Locock ; l'âge de nos observations est au-dessous de ce chiffre. Roberts donne 18 fois sur 70 cas, relativement aux causes pouvant s'attribuer à des prédispositions héréditaires.

La fatigue excessive est notée par tous les auteurs ; une de nos propres observations est très évidemment due à cette cause. L'exposition à l'humidité et aux fâcheux refroidissements pendant le travail vient donner un contingent beaucoup plus fort que l'excès de fatigue musculaire.

Toujours, comme nous l'avons dit, les troubles se manifestent insensiblement sans causes apparentes ou bien difficiles à apprécier, mais, dans quelques cas cependant, ces phénomènes de début suivent de si près une circonstance accidentelle que son influence ne saurait être ignorée. Citons à l'appui les faits suivants. Velpeau rapporte le cas d'un homme qui fut pris de tremblement musculaire dans la région de l'épigastre, puis de paralysie partielle, de l'atonie nerveuse et peu s'en faut d'une atrophie des muscles brachiaux, après avoir été se tremper dans la mer. Cloan rapporte un cas d'un homme tombé dans l'eau, âgé de 45 ans ; le lendemain il est pris de titillations aux talons, de mouvements spasmodiques dans les jambes et les membres supérieurs. Quelque temps après, quelques contractions se manifestèrent dans ses membres, qui commençaient à éprouver de la faiblesse et de l'amaigrissement.

Un forain saltimbanque, après avoir été exposé en plein air toute une nuit, s'éveille le matin complètement engourdi et un fourmillement indéfinissable de tout le côté sur lequel il avait été couché, ainsi que s'il était torturé par des pelottes d'aiguilles. Une malade, dont Léonard raconte l'histoire, fut prise de douleurs après avoir été exposée à une pluie froide pendant de longues heures, et trois mois après apparaissent les contractions fibrillaires, qui sont précurseurs de l'atonie nerveuse et de l'atrophie des muscles dans les régions qui étaient le siège des premières douleurs. L'action du froid et de l'humidité comme cause occasionnelle paraît donc ne laisser aucun doute. Les coups et les chutes semblent, au contraire, d'après quelques observateurs, ne pas être des causes directes de développement dans ces maladies.

Les symptômes observés dans l'atonie nerveuse et l'atrophie musculaire sont de deux ordres : les uns propres à la maladie; les autres inconstants dans leur existence, variables dans leur époque d'apparition et dans leur durée, sont communs à diverses maladies et s'observent fréquemment dans les affections de la moelle épinière. Ces derniers sont des lésions du mouvement, et de la sensibilité, et des troubles de l'activité du nerf grand sympathique.

Les phénomènes morbides du premier ordre envisagés d'une manière générale comprennent des déformations, des attitudes vicieuses et des troubles fonctionnels variés. Les déformations ont un aspect caractéristique, sur lequel les auteurs ont insisté avec raison, et qui permet à lui seul de reconnaître la maladie quand elle s'est étendue à un certain nombre de muscles. Cet aspect particulier résulte de l'inégalité avec laquelle sont frappés les muscles d'une même région et les fais-

ceaux d'un même muscle ; de là des variations bizarres
de formes, qui diffèrent au premier coup d'œil de
celles qui résultent d'une émaciation portant unifor-
mément sur tous les muscles d'un membre ou d'une région.

Un autre élément de déformation est la diminution
de volume des masses musculaires qui recouvrent à
l'état normal les saillies des os et donnent aux formes
du corps leur rondeur et leur régularité. Nous n'in-
sisterons pas sur ce point, car nous ne pourrions que
répéter ce qui a été dit dans les auteurs ; d'ailleurs plusieurs des observations faites, et qu'on peut remarquer
dans le courant de ce travail, donnent, sur les symptômes d'ordre purement physique, des détails intéressants. Les attitudes vicieuses sont dues, d'une manière générale, à la prédominance de certains muscles,
par suite du défaut d'action de leurs antagonistes envahis par la maladie.

Aux membres, elles consistent dans un état de
flexion plus ou moins prononcé de leurs différents segments, les uns sur les autres, pendant le repos musculaire.

Au dos, l'atrophie des masses sacro-lombaires d'un
seul côté amène une scoliose avec courbures compen-
satrices dans les autres segments du rachis et quelquefois rotation du cou. Un clerc de notaire, qui fut le sujet d'une observation, offre un type de cette variété de
déformation.

A l'abdomen, le défaut d'action des muscles grands

droits produit une extension forcée du tronc, et quand
l'un d'eux seul est atteint, une attitude plus complexe,
qui résulte de la combinaison d'une extension avec une
inclinaison latérale et un mouvement de rotation de la
partie supérieure du tronc.

Les troubles fonctionnels diffèrent suivant les muscles atteints. Ils se traduisent aux membres supérieurs
par de la faiblesse qui résulte de la perte d'un plus ou
moins grand nombre de fibres contractiles, et de la mal-
adresse qui dépend de la mise en jeu d'autres muscles
que ceux qui entrent en action à l'état normal pour
effectuer l'acte voulu. Aux membres inférieurs, la sta-
tion ou la marche sont plus ou moins compromises.
L'atrophie ou mieux l'atonie du diaphragme change le
type de la respiration, qui devient costo-supérieure et
compromet la phonation.

Quand d'autres muscles inspirateurs sont atteints en
même temps, il en résulte une complication grave dans
le cas de bronchite récurrente, par suite des difficultés
que le sujet éprouve à expectorer. En outre le trouble
des actes mécaniques de la respiration produit des
perturbations dans la circulation générale et dans la
circulation thoracique, et constitue ainsi une prédispo-
sition aux affections du poumon. Enfin l'atrophie ou
l'atonie des nerfs et muscles hypoglossal, facial et spinal déterminent des troubles dans les différents actes
qui se rapportent à la phonation et à la déglutition.

La prononciation de certains mots devient impos-

sible ; la voix est nasillarde et plus ou moins affaiblie ;
la mastication devient laborieuse quand la langue et les
muscles buccinateurs sont atteints. Mais le phénomène
le plus grave est la gêne de la déglutition, qui devient
difficile au point de s'opposer à toute ingestion d'ali-
ments. Ces troubles de la déglutition amènent bientôt
des phénomènes de dépérissement, mais peuvent aussi
être la source d'accidents subits et graves, par suite de
la pénétration de solides ou de liquides dans les voies
respiratoires. Ainsi donc l'atonie nerveuse et l'atrophie
musculaire consécutive peuvent compromettre plus ou
moins directement la vie, quand elles atteignent les
muscles du thorax ou ceux du pharynx.

Un fait important au point de vue du diagnostic est
la conservation de la contractilité volontaire et de la
contractilité électrique, aussi bien dans les muscles
malades que dans les muscles sains, avec cette distinction cependant que, dans les premiers, elles sont di-
minuées l'une et l'autre proportionnellement au déchet
de la fibre contractile. Toutefois dans certains cas on
observerait, dans les muscles encore intacts, une diminution de leur excitabilité électrique, qui a été signalée
par Wintrebert et qui indique suivant Léonard un
trouble primordial de l'innervation. Une autre modification de cette même excitabilité électrique qui mérite
d'être signalée est l'épuisement rapide des muscles sous
l'influence des courants continus. Ce phénomène a été
signalé par Brookes avec les courants de Faraday.
Les muscles soumis à un courant induit perdaient très

promptement la faculté de se contracter, mais
la récupéraient au bout d'un certain temps de
repos.

Certains auteurs ont observé tantôt une diminution,
tantôt une augmentation de l'excitabilité de nerfs moteurs qui animent les muscles menacés. Enfin M. Léonard signale ce fait que l'excitation électrique de muscles atrophiés produit fréquemment des contractions
dans leurs muscles antagonistes encore sains.

A la suite des phénomènes morbides qui dérivent
de l'atrophie des muscles, vient se placer naturellement
un phénomène d'un ordre tout différent, qui, lui aussi,
est un effet direct de la diminution du tissu musculaire,
mais envisagé comme simple tissu, et non plus seulement comme tissu contractile. Ce phénomène est le refroidissement qui est à la fois subjectif et objectif et
qui reconnaît pour cause la diminution des actes nu-
tritifs dans le membre atrophié. Il ne se manifeste que
tardivement, quand la maladie a atteint un nombre notable de muscles. Chez un malade la température des
membres supérieurs, prise au moyen d'un thermomètre
placé dans l'aisselle, était en moyenne de 36° du côté
droit qui était le côté malade et de 39,50 du côté
gauche.

Léonard, observant à l'aide d'un thermomètre placé
dans la main, a trouvé une différence moyenne de 0,1 à
0,8 de degré. Entre les deux membres qui étaient inégalement atteints Perry est arrivé à des résultats différents. Chez un malade qui offrait une atrophie des

deux membres supérieurs avec prédominance du côté
gauche, il a trouvé que de chaque côté, la température
était supérieure à la température normale. Cet excès
est de 0,2 à 0,6 R. à droite, et de 0,3 à 1° R. à gauche,
le maximum observé a été de 3 à 6° R. à droite et le
minimum à gauche de 29°6 R.

II.

L'atonie nerveuse et l'atrophie musculaire, avons-
nous dit, se manifestent dans les phénomènes ayant un
caractère accidentel des troubles de la motilité, des
troubles de la sensibilité et des troubles de l'innervation du grand sympathique. Etudions-les successive-
ment.

La motilité est troublée ; ce sont des phénomènes
d'excitation très bien caractérisés ou bien encore de
paralysie.

Evidemment c'est toujours par les premiers que se
marque la marche de la maladie, et on les rencontre
bien plus fréquents que d'abord le laisserait supposer
l'état des malades, — là les contractions fibrillaires,
— les secousses musculaires, — les mouvements involontaires, — les crampes, les contractions. — Les
contractions des fibres périphériques ont été signalées
dans la grande majorité des cas ; elles consistaient,
comme leur nom l'indique, en contractures partielles des
faisceaux musculaires, qui se manifestent sous la forme
de cordes allongées suivant l'axe du muscle et soulèvent brusquement la peau avec une sorte de frémissement. — Involontaires, inattendues, non perçues le
plus souvent, mais donnant souvent la sensation de
frémissement. — Elles sont suivant les cas d'une

grande fréquence ou bien ne reparaissent que de loin
en loin. Quand les secousses sont ainsi espacées, elles
sont d'une certaine vigueur, le mal paraissant s'étein-
dre et diminuant en raison direct avec la variation dans
la longueur des intervalles ; on peut les provoquer
dans diverses circonstances, telles que les excitations
raffinées de la peau au moyen de légers attouchements ;
encore la pile les excite avec les plus faibles tensions
ou bien encore la grande immobilité peut les faire sur-
gir. Elles sont souvent accompagnées d'un augment
dans l'action réflexe de la moelle, leur époque d'apparition est aussi variable, comme nous avons dit plus
haut ; quelquefois il y a coïncidence de deux secousses
dans des muscles pairs, plus rarement dans le même,
mais même cela a été constaté par Clarke. Les secousses une fois bien définies doivent être considérées
comme phénomènes morbides. Elles reparaissent ainsi
d'époque en époque au cours du développement de la
maladie. Elles viennent se manifester surtout dans les
muscles peu altérés et tendent à disparaître quand l'a-
tonie est atteinte. C'est alors qu'on voit l'atrophie faire
des progrès notables. Dans un cas signalé par Robin, le
muscle sterno-mastoïdien, qui avait été pendant la vie
le siège de contractions fibrillaires très fréquentes,
ne parut offrir après la mort aucune altération. Ajou-
tons que les contractions fibrillaires s'observent quelquefois dans les maladies de la moelle et dans les atrophies musculaires locales dépendant des causes trau-
matiques. Ces phénomènes sont fort diversement inter-

prétés par les auteurs. Araniot les considérait comme les effets consécutifs de l'irritabilité excessive de la fibre musculaire qui ne permettait plus aux muscles de garder l'influx nerveux.

Clarke, après les avoir attribués à l'irritation des nerfs qui pénètrent dans les fibres altérées, changea d'avis plus tard et les fit dépendre d'une augmentation dans le pouvoir réflexe de la moelle. Mais il résulte de ce que nous avons dit que cette manière d'envisager les faits ne peut s'appliquer à tous les cas, puisque l'augmentation du pouvoir réflexe de la moelle est loin d'être constant.

Araniot nous fait remarquer que les phénomènes qui suivent les mouvements involontaires et les secousses musculaires ne surviennent qu'après, se montrant tantôt de bonne heure, tantôt très tardivement, se montrant surtout dans le membre menacé ou bien déjà frappé d'atrophie. Ils ne diffèrent, dit-il, des phénomènes analogues observés dans les maladies de la moelle que tant qu'ils seraient spontanés. Mais une observation de Pélart nous fait voir que chez ce malade on pouvait les provoquer par le plus simple contact du doigt avec la peau. La distinction de Clarke si difficile à saisir ne peut donc s'appliquer à la grande généralité des cas. Dans le même ordre, les phénomènes qui accompagnent la crampe doivent se ranger à côté des précédents sous les rapports de fréquence de siège et d'apparition. Remarquons cependant qu'elles sont tantôt passagères et tantôt tenaces, et qu'elles ne présentent

2

absolument rien qui puisse les faire distinguer des crampes survenant dans d'autres maladies. L'interprétation de tous les phénomènes cités soit pour les mouvements involontaires, les secousses musculaires et les crampes ne pourra donc se faire que dans le sens des troubles d'innervation ; en effet, ces phénomènes ne peuvent se rattacher à une accroissance de l'excitabilité musculaire, puisque l'observation électrique nous a fait voir que cette excitabilité n'est jamais augmentée, et souvent, au contraire, est diminuée. Ils ne peuvent donc dépendre que d'une excitation des fibres nerveuses motrices, soit dans les centres, soit à la périphérie. Les contractures n'ont été observées que dans un nombre restreint de cas.

Une observation intéressante de Parise et de Wannebroucq professeurs à la Faculté de Lille, nous montra la contracture de tous les muscles et l'atrophie des nerfs de la jambe chez une malade à la suite d'une fièvre intermittente : ces savants auteurs ont constaté une diminution notable du membre affecté et la perte presque complète d'obéissance à la volonté. La contracture, chez ce sujet, ne fut que passagère. La malade, dont Araniot raconte l'histoire dans ses compilations, fut atteinte de contractures des membres supérieur et inférieur du côté droit, contractures d'abord passagères, qui devinrent par la suite continues. Après décès on trouva une lésion de la partie postérieure du cordon antéro-latéral droit : ces sortes de paralysies motrices sont évidemment des faits exceptionnels. Clarke en cite dans sa clinique. Les muscles, dit-il, qui meuvent l'avant-bras sur le bras n'étaient pas atrophiés, n'avaient pas perdu leur contractilité électrique, mais n'obéissaient plus à la volonté. Ce phénomène paralytique a été rattaché par lui à une lésion des nerfs périphériques ; mais le fait de la conservation de la contractilité électrique semble plutôt le faire dépendre d'une altération du cordon antéro-latéral de la moelle.

On trouve dans un recueil d'observations par Roberts la relation d'un fait intéressant de paralysie motrice des quatre membres, survenue chez une femme dans le cours d'une mégastrophie qui s'était manifestée d'abord par une ataxie locomotrice. L'autopsie fit voir les lésions déjà remarquées des cordons antéro-latéraux.

Enfin, dans un cas dont l'observation a été faite par E. Parnell, nous trouvons un fait remarquable de paralysie du diaphragme qui dépendait d'une lésion atrophique très avancée des phréniques. Bell aussi cite un cas de la paralysie incomplète du sphincter de la vessie.

Pour résumer les notions que nous fournit l'étude de la motilité dans ces affections, nous dirons qu'on observe assez souvent, dans le cours de ces maladies, des contractions et des spasmes musculaires qui paraissent d'origine centrale, et quelques cas plus rares de phénomènes paralytiques partiels, dont quelques-uns ont pu être rattachés à une lésion des cordons antéro-latéraux de la moelle épinière. Les phénomènes morbides accidentels, observés dans le domaine de la sensibilité, ne sont ni moins fréquents, ni moins remar-

quables que ceux dont nous venons de faire l'exposé.
Le plus important de tous est la douleur qui, suivant
Clarke, existe dans la moitié des cas. Elle offre divers
caractères particuliers à son siège, à sa forme, à son
intensité. Elle occupe parfois les articulations et les
masses musculaires, comme chez le malade cité
par Domenil : deux fois il remarque des douleurs
du rachis. Et ses observations ne peuvent que
fournir un indice aux futures investigations. Il dit :
Dans ces cas il y a des sautillements tout le long
du rachis, interrompus pour laisser des douleurs
sourdes ravivées de temps en temps par une percus-
sion inexplicable des vertèbres, ainsi que par un
mouvement de flexion et d'extension du tronc. Cette
douleur rachidienne s'accompagne d'une sensation
de constriction à la base du thorax, analogue aux
douleurs en ceinture accusées par les ataxiques et
offrant chez le malade cette double particularité d'être
hémilatérale et de siéger du même côté que l'atrophie,
ce qui ne peut qu'indiquer un certain rapport avec la
maladie. Cette sensation de constriction est-elle une
manifestation excentrique ? Cela est probable, car la
pression pratiquée sur la base du thorax au niveau de
son siège n'est nullement douloureuse ; plus rarement
la douleur affecte le siège et la forme des douleurs né-
vralgiques : ces derniers malades prétendent avoir
éprouvé autrefois des élancements douloureux dans
les membres inférieurs, mais ces accidents n'ont été
ni très intenses ni très persistants ; la douleur paraît

tantôt au début, tantôt à une époque avancée de la maladie. Dans le premier cas elle semble affecter avec l'atrophie un certain rapport de siège, comme nous avons déjà fait observer. Cela est vrai surtout pour les douleurs rhumatismales. Quant aux douleurs pathomo-névriques, elles paraissent plus indépendantes, quoique, dans la majorité des cas cependant, elles siègent dans le membre affecté d'atrophie. Parizot nous dit que les fourmillements sont encore plus fréquemment observés que la douleur ; souvent ils constituent le piemier phénomène morbide. Dans d'autre cas cependant, ils surviennent quand l'atrophie musculaire a déjà fait des progrès notables. Ils siègent le plus souvent dans le membre qui est atteint d'atrophie ou qui en est menacé; quelquefois néanmoins on les a vus apparaître d'une manière passagère dans des membres qui n'ont présenté ultérieurement aucun signe d'atrophie musculaire. D'autres sensations analogues à celles de fourmillement, mais moins fréquentes, sont celles d'engourdissement produit par les piqûres, le prurit dentaire, des sensations subjectives d'eau chaude coulant sur la peau sont fréquemment signalés. Ces divers phénomènes sont évidemment de l'ordre des manifestations excentriques et nous révèlent, par conséquent, une certaine modification des centres nerveux. J'ajouterai que ces phénomènes sont en général passagers, et tendent à disparaître, à mesure que l'atrophie fait des progrès.

Le plus souvent la sensibilité cutanée est amoindrie

dans les membres affectés de mégastrophie. Dans des cas rares on l'a vue plus ou moins modifiée dans ses divers modes. M. Duchenne et Papegay en ont vu chacun plusieurs cas.

J'ai eu connaissance de deux cas d'anesthésie cutanée, dans les détails desquels je n'entrerai pas ici, et j'ai observé un malade qui offre un exemple remarquable d'altération des divers modes de la sensibilité cutanée.

Les phénomènes morbides accidentels qui paraissent se rattacher à un trouble de l'innervation du grand sympathique sont : les phénomènes oculo-pupillaires, les accidents épileptiformes et les accès rhumatismo-goutteux.

Des phénomènes oculo-pupillaires ont été signalés pour la première fois par M. Posen de Memel chez un malade dont nous parlerons par la suite, M. Castelain en observa un second cas en 1867. Enfin un troisième cas de ce phénomène intéressant nous est offert par Dujardin.

Chez ces trois malades, les phénomènes oculo-pupillaires avaient leur siège du côté du corps qui avait été envahi le premier par la maladie; chez aucun d'eux on n'observa de congestion vasculaire des membranes oculaires, ni de saillie anormale du globe de l'œil, comme chez ceux qui sont frappés d'ataxie et qui offrent le même accident. Un seul de ces malades se plaignit de troubles de la vue.

Le malade observé par M. Posen de Memel offrit

de plus d'autres symptômes qui parurent dépendre d'un trouble d'innervation vaso-motrice. Voici son histoire en résumé.

La maladie débute vers la dix-huitième année à la suite de refroidissements répétés.

Le bras gauche fut atteint le premier, le mal gagna ensuite le membre supérieur droit, le cou, la face. L'atonie nerveuse, et par suite l'atrophie musculaire, avait marché lentement sans accidents apparents jusque vers 27 ans, lorsque, tout à coup, survinrent, sans cause connue, des éblouissements et des vertiges qui se manifestèrent tous les matins avant la sortie du lit; ils durèrent bien huit jours et décidèrent le malade à se faire soigner. Ces phénomènes ont été signalés également par Virchow chez un autre malade qui fut assez inquiété pour se décider à entrer à l'hôpital.

Ces accidents disparurent bientôt; mais il lui est resté une céphalalgie (cribatic) que le séjour au lit augmentait et dont il ne pouvait être quitte qu'en quittant le lit.

C'est alors qu'on a pu remarquer un rétrécissement de la pupille gauche sans pouvoir déterminer à quelle époque il remontait, le malade n'ayant pas de trouble de la vue. Le malade toussait depuis quelque temps, quand il fut pris tout à coup d'un accès d'oppression dans lequel il succomba. Il paraît à l'autopsie qu'on trouva une hémorrhagie pulmonaire par infiltration des deux tiers inférieurs du poumon gauche. Il n'y avait pas d'autres lésions du poumon, ni de maladie du cœur.

Les racines antérieures des nerfs rachidiens étaient en bon état dans la région cervicale.

L'examen microscopique ne fit reconnaître aucune lésion des tubes nerveux, qui s'étaient seulement amincis, ni aucune prolifération du tissu conjonctif. Le nerf grand sympathique n'offrait aucune lésion appréciable. La moelle ne fut pas soumise à examen. Ce fait remarquable prouverait que l'on peut observer des troubles notables dans le domaine du grand sympathique sans que ce nerf soit directement intéressé, et qu'ils peuvent dépendre, soit d'une lésion de la moelle, soit d'une lésion de ses filets d'origine, dans leur passage à travers les racines antérieures rachidiennes.

L'accident de caractère épileptique arrivé au malade de l'observation déjà citée quelques jours seulement avant les premiers symptômes locaux de la maladie on constata des phénomènes qui m'ont été accusés par l'observation de Virchow, accidents inexplicables chez ces malades, ni par une épilepsie habituelle ni par aucune des circonstances qui les amènent ordinairement et m'ont engagé à rechercher si des faits analogues avaient été signalés. J'ai su trouver de nombreux exemples.

Dans le travail de M. Posen de Memel, il est question d'un malade qui a éprouvé avant le début de la maladie des étourdissements et des pertes de connaissance accompagnés de secousses musculaires. Ces accidents persistèrent, dit-il, pendant le cours de la maladie et firent penser à des attaques d'épilepsie : dans un cas rapporté par Léonard, il dit que le malade éprouvait

fréquemment des pertes de connaissance et des vertiges, et Araniot fait mention de congestions fréquentes
qui survenaient chez un malade qu'il lui fut donné
d'observer. Dans tous ces cas différents, les auteurs en
les rapportant n'ont pas soulevé la question de savoir
si ces accidents épileptiformes devaient se rattacher à la
maladie. Enfin, comme dernier fait, je citerai le cas observé par Marcus, et que j'ai pu annoter en quelques
mots, cas dans lequel on a vu à une époque avancée de
la maladie survenir sans cause connue des vertiges, des
hallucinations même, qui se manifestèrent à trois re-
prises sous forme d'attaques. La coïncidence chez ce
malade d'autres phénomènes qui parurent dépendre
d'un trouble particulier de l'innervation vaso-motrice,
tend à faire croire que ces accidents pouvaient reconnaître une même cause. Ainsi ai-je interprété les accidents survenus chez deux malades que j'ai pu observer ;
je pense que cette interprétation est d'ailleurs ration-
nelle, quand on voit dans la même maladie survenir des
accidents dépendant d'une manière non douteuse d'une
excitation passagère des nerfs vaso-moteurs. Je veux
parler des accès de refroidissement observés par Léonard chez une malade, accès qui duraient trois à quatre
heures et s'accompagnaient d'un abaissement de température pouvant atteindre à 3°.

Je marquerai a cette place et en rappelant une observation de Trousseau relative à un malade atteint de
paralysie glosso-pharyngienne compliquée de mégastrophie, lequel offrait une accélération anormale des con-

tractions du cœur, dont le nombre s'élevait à cent-vingt par minute sans qu'on pût l'attribuer à un état fébrile. Trousseau n'hésite pas à regarder ce phénomène comme dépendant d'une paralysie du nerf. Je crois qu'on peut invoquer la même explication relativement aux palpitations violentes qui survinrent chez le premier malade et dont je n'ai pu trouver la raison, ni dans une lésion du cœur ni dans l'intervention d'une cause normale. Dans les observations que j'ai parcourues je n'ai vu ce fait signalé qu'une fois.

Le malade en question, qui a été observé par M. Doménel, offrait un autre rapprochement avec le malade déjà cité en ce que, outre les palpitations dont il était affecté, il était sujet à des pertes de mémoire. Mais dans ce cas il n'est plus question de l'état du cœur, ce qui enlève au fait une partie de sa valeur. Enfin, pour terminer ce qui est relatif aux phénomènes accidentels observés dans la mégastrophie consécutive à l'atonie nerveuse et de l'atrophie musculaire, je signalerai des troubles de la nutrition des divers tissus mentionnés par différents observateurs. Clarke a vu souvent des altérations des os et des cartilages de la main, surtout des phalanges, Robin signale l'hyperhémie de la peau et l'œdème du tissu cellulaire. Wintrebert a vu une éruption cutanée et herpétiforme chez un jeune homme atteint d'érysipèle ; l'atrophie musculaire consécutive à l'atonie nerveuse, en dehors des cas où elle atteint le diaphragme ou les muscles du pharynx, peut atteindre sa dernière période sans produire de troubles graves dans la santé. Les facultés cérébrales n'éprouvent aucune atteinte ; les diverses fonctions s'exécutent d'une manière normale et régulière, la nutrition générale n'est que peu troublée ; l'embonpoint a de la peine à s'établir, quoique dans quelque cas rares il a paru et même on a pu le voir augmenter pendant le cours du mal.

III

D'après l'étendue des lésions, l'atonie nerveuse, et consécutivement l'atrophie musculaire, doit être divisée et en générale et en partielle. D'après l'apparition de phénomènes morbides étrangers en simple et en compliquée.

Le début est tantôt insensible ; c'est le cas le plus général ; tantôt est brusque et signalé par des accidents plus ou moins caractérisés, tels que la douleur. Il faut noter que, dans le cas où la maladie reconnaît pour cause un travail des muscles exagéré, ce sont les muscles les plus exposés à la fatigue qui sont envahis les premiers par sa marche ; est chronique, tantôt continue, tantôt irrégulièrement intermittente. La durée des intermittences peut dépasser plusieurs années ; quant à la durée totale de la maladie, elle est très longue et ne peut se fixer en général.

La terminaison peut avoir lieu par la guérison, par la cessation des progrès de la maladie ou bien par la mort. Sur 45 cas, Dr Clarke a vu 7 fois la maladie se terminer par la guérison, 24 fois par l'état stationnaire et 14 fois par la mort. D'après Araniot la guérison est possible et peut être complète, c'est-à-dire peut avoir lieu non seulement par le simple arrêt des progrès de

la maladie, mais par la reconstitution de la fibre musculaire altérée, grâce à la propriété mégagénique des
diangélüm, laquelle joue le rôle du périoste à l'égard des
os. Nous ne pouvons entrer dans les détails que com-
porte le diagnostic intégral de cette affection, ni le
rapport qu'elle a avec les diverses affections paralytiques
et atrophiques qui peuvent lui ressembler. Nous rap-
pellerons seulement que les éléments du diagnostic
sont : atonie des nerfs sans cause appréciable ;
atrophie des muscles sans paralysie antérieure ; conservation de la contractilité électrique des muscles en
voie d'atrophie, tant qu'il reste encore des fibres non
atteintes par la maladie.

Prognostiquer dans ces cas est très grave en général ; les faits de guérison sont trop rares et sont pour
ainsi dire restés dans l'obscurité ; delà on ne peut leur
attacher une très forte importance. On se rappellera
seulement que l'envahissement des muscles du thorax
ou du pharynx par la maladie constitue un fâcheux
indice. D'après Duchenne, de Boulogne, la mégastrophie
qui survient sans cause connue est plus grave que
celles qui reconnaissent pour causes l'excès de travail
ou l'influence fâcheuse du froid ou de l'humidité.

Le traitement, d'après Wintrebert, qui cite à l'appui Remak, ainsi que Duchenne, de Boulogne, les courants continus, les courants induits, les douches d'eau
chaude, les bains sulfureux, chlorurés sodiques, tels
sont les moyens qui ont été employés avec plus ou
moins de succès pour combattre la maladie.

L'électrisation localisée a rendu à M. Duchenne des services positifs. Remak professe que les courants doivent être continus, il pense que la localisation de courants induits est au contraire nuisible ; il dit avoir obtenu par les courants constants, appliqués sur la portion cervicale du grand sympathique, des effets surprenants. Wannebroucq et Parise ont particulièrement préconisé les douches froides alors, et nous avons vu des résultats obtenus par ce moyen qui, certes, témoignent en leur faveur.

IV

L'atrophie musculaire, accompagnée de dégénérescence graisseuse, a été accidentellement observée dans
différentes maladies de la moelle : la congestion, la sclérose des cordons latéraux, la sclérose des cordons postérieurs, la meningo-myélite secondaire. J'ai trouvé
dans les journaux, et dans d'autres publications, trois
cas de congestion médullaire compliquée d'atrophie
musculaire. — Les deux premiers cas sont empruntés
à la clinique de M. Bigly, et se trouvent relatés dans
la Gazette des hôpitaux de 1836.

Le premier de ces deux cas est relatif à un homme
de 45 ans, chargeur sur les ports, qui, à la suite de
travaux très rudes, fut pris de céphalalgie, de fièvre
et de courbature, et consécutivement à une faiblesse
paralytique, irrégulièrement et inégalement distribuée
dans les quatre membres, plus prononcée toutefois dans
le membre inférieur gauche.

Un mois après, on constatait uue atrophie musculaire de la jambe, et au pied du côté droit, à la main, à
l'avant-bras et à l'épaule du côté gauche. Sous l'influence d'un traitement rationnel, les accidents paralytiques diminuèrent peu à peu, et un an après, ils
avaient presque entièrement disparu ; mais l'atrophie
musculaire avait progressé et, à cette époque, elle était

très prononcée dans les quatre membres, mais princi-
palement à la jambe droite et au membre supérieur
gauche, qui était le siège de contractions fibrillaires;
enfin, dans quelques points, chose rare dans la mégastrophie progressive primitive, il y avait de l'*anesthésie*.

Le second cas se rapporte à un jeune homme de 23
ans, qui se livrait à un faible usage de l'alcool et à un
immodéré abus des plaisirs vénériens, qui fut pris,
après une marche forcée de 10 lieues, d'un frisson intense, puis de fourmillements, d'engourdissements, qui
se montrèrent dans les membres supérieurs d'abord, et
au bout de quelques jours dans les jambes.

Huit jours après, survint une rachialgie intense.
— Entré à l'hôpital huit jours après le début des accidents, il offre une paralysie des pieds et des mains, avec
perte de contractilité électrique et conservation de la
sensibilité.

Trois semaines après, on constate une atrophie musculaire aux pieds et aux mains, avec sensation de fourmillements dans les membres. Il y eut une améliora-
tion progressive de la paralysie, qui disparut au bout
de six mois; mais il lui resta une atrophie musculaire
des quatre membres, plus prononcée à la main droite.

Le troisième cas a été observé par M. J. de Ligne et
a été communiqué par lui au Bulletin des hôpitaux en
1863. Un jeune homme de 18 ans est pris tout à coup,
sans causes connues, de céphalalgie, de fièvre et de
courbature. Entré quelques jours après à London Hosp.,
il offre un état fébrile assez intense, une céphalalgie

occipitale, une rachialgie très vive accompagnée de secousses convulsives de la rétention de l'urine. Après
une rémission passagère due à un traitement énergique,
de nouveaux accidents fébriles reparaissent ; il est pris
de soubresauts dans les tendons et d'une paralysie incomplète des quatre membres. Une nouvelle améliora-
tion ne tarde pas à survenir et cette fois se maintient.

Un mois après son entrée, les muscles paralysés
avaient en partie recouvré leur contractilité. — Mais
les muscles des éminences thénar et hypothénardiennes
offraient un commencement d'atonie.

Deux mois après, tout phénomène paralytique avait
disparu, mais l'atrophie des éminences thénar et hypothénar avait fait des progrès. Le professeur Watson,
dans la discussion qui suivit la relation de ce fait, fit
remarquer qu'il prouve l'influence de la moelle sur la
nutrition des muscles.

L'ataxie locomotrice progressive se complique assez
souvent d'atrophie musculaire graisseuse, d'après
M. Thouvenel. Cet observateur distingué en a vu 3 cas ;
M. Pajot 1 cas. — Dr Makcepeace rapporte une observation de Virchow avec *autopsie*, dans laquelle il est dit
que l'atrophie et la dégénérescence graisseuse étaient
très prononcées dans les muscles des extrémités.

M. Pinard en a signalé des exemples dans son mémoire sur l'ataxie locomotrice progressive. Mais ce fut
M. Deplanche qui, un des premiers, signala la possibi-
lité de cette complication dans l'ataxie locomotrice progressive, à propos d'un cas qu'il lui fut donné d'observer

à Bruxelles, et dont il publia la relation avec *autopsie*
dans la Gaz. méd. de Bruxelles, 1818.

Voici le résumé de cette observation. Un homme de
54 ans est atteint d'ataxie locomotrice vers 1818 et fait
son entrée à l'hôpital ; pendant son séjour dans cet hos-
pice, il survint une atrophie musculaire des quatre membres et une rétraction des fléchisseurs et extenseurs du
pied. L'atrophie fit des progrès incessants et atteignit
un degré extrême en 1819, époque à laquelle le malade
mourut de phthisie pulmonaire.

A l'*autopsie* on trouva, outre les lésions propres à
l'ataxie locomotrice, une diminution de volume du ren-
flement cervical de la moelle, une rareté des cellules
nerveuses de la substance grise médullaire et une dégénérescence des cellules graisseuses des muscles atrophiés. Nous avons recueilli plusieurs cas de sclérose
des cordons latéraux, compliquée d'atrophie musculaire
graisseuse.

Deux de ces cas se trouvent dans le Recueil du Med.
Cir. de 1867 par M. A. Yeorsly. Un troisième a été publié récemment par M. Clarke : on trouvera les résu-
més de ces observations au chapitre de l'anatomie
pathologique de l'ouvrage de Clarke.

Quant à la méningo-tryalite secondaire compliquée
d'atrophie musculaire graisseuse, nous en citerons deux
observations. L'une d'elles appartient au Dr Gold-
smith et se trouve dans le même recueil d'observations
que les précédentes, l'autre a été publiée par M. Geof-

froy, interne des hôpitaux, dans les Trans. of med.
science, 1860.

On en trouverait plus en cherchant bien. Enfin, nous
donnons sous toutes réserves, parce que l'examen au mi-
croscope n'a pas donné encore son dernier mot, la relation d'un fait publié par Vathek dans les Transactions
médico-chirurgicales de Phila. Le titre de l'art. est :
Commotion de la moelle. Un homme de 27 ans tomba sur
le dos, d'une hauteur assez considérable et resta para-
lysé à la suite de cette chute (1) ; trois jours après la
chute les membres paralysés commencèrent à s'atro-
phier et atteignirent un degré extrême d'émaciation
à l'époque de la mort qui survint quelque temps après
l'accident.

A l'*autopsie*, on trouve une solution de continuité
de la substance grise du côté droit à la hauteur des
cinquième et sixième paires cervicales, une dégénérescence de la moelle et une diminution de volume des
ganglions du grand sympathique.

Certaines observations, publiées tant en France qu'en
Angleterre, permettent de penser que l'atrophie musculaire à marche progressive peut constituer une manifestation de la syphilis (2).

Parmi les observations de ce genre, la plus remarquable est celle qui a été recueillie par M. Godet. La
marche progressive des accidents, son siège limité à la

(1) Lewis affirme d'un cas semblable que l'accidenté est tombé
sur les pieds et les mains. Trans of Physiol. Society. Lon. 1827.
(2) Gorex. Clarke, E. Kock. Lond.

moitié droite du corps, sa relation avec la maladie bien établie par l'influence du traitement, tels sont les principaux faits remarquables de cette observation dont voici un résumé succinct.

Un homme de 54 ans est atteint de cancer infectant en février 1856. Au mois de mars de la même année, survient malgré un traitement mercuriel, une faiblesse des membres, plus prononcée du côté droit ; vers le milieu de l'année, les doigts de la main droite deviennent le siège d'engourdissement, et les membres du même côté offrent des contractions fibrillaires. Au bout de quelque temps les muscles de l'éminence thénar et hypothénar, les muscles de l'avant-bras, le biceps et le triceps du côté droit offrent une atrophie manifeste.

Des crampes se montrent dans le membre inférieur droit, et bientôt la cuisse, le mollet diminuent sensiblement de volume. Le pharynx offre des plaques muqueuses ulcérées. Au mois d'août, le malade est soumis à l'iodure de potassium. Sous l'influence de ce traitement, les muscles reprennent peu à peu leur volume normal, les contractions fibrillaires disparaissent, et le malade sort complètement guéri dans les premiers jours de l'an suivant.

Nous ferons remarquer, à propos de ce fait que l'influence non douteuse du traitement sur la maladie est difficilement explicable dans la théorie ; qui ne veut voir en elle, qu'un trouble local de la nutrition des muscles. La mégastrophie a été signalée par plusieurs observateurs et notamment par Todd : comme une complication

possible de la paralysie générale progressive. Nous
verrons, en traitant de l'anatomie pathologique, quelle
est la relation de ces deux affections. Enfin, M. Duche-
min, Konig en Allemagne, sur bon nombre de cas de paralysie glosso-pharyngée, ont vu onze fois cette affection
se compliquer d'une atrophie musculaire progressive
qui, neuf fois, débuta par les membres supérieurs, et
deux fois par les jambes. Nous reviendrons plus tard
sur la variation de rapport entre ces deux affections.

Le classement des symptômes et le diagnostic de
la mégastrophie graisseuse secondaire est difficile
quand elle survient dans le cours d'une affection paralytique d'origine spinale. La clinique ne donne aucun moyen de la distinguer des atrophies musculaires
non dégénératives, mais en dehors de ces cas le diagnostic les repose sur les mêmes bases que dans la
mégastrophie primitive.

La marche de l'atrophie, musculaire, graisseuse,
après l'atonie nerveuse est généralement irrégulière et ne
se range sous aucun ordre de considérations générales,
excepté dans le cas où elle existe comme complication
de la sclérose des cordons postérieurs de la moelle.
Dans ce cas M. Dutertre a observé qu'elle avait une
marche ascendante, comme les phénomènes d'ataxie
et contraire par conséquent à la marche habituelle de
la mégastrophie primitive. Dans les cas où la mégastrophie survient dans le cours d'une affection déjà grave
par elle-même, elle ajoute peu à la gravité du pronostic;
mais, si elle complique une affection susceptible de

guérison comme la congestion médullaire, elle constitue alors une maladie nouvelle, qui se présente avec
toute la gravité de l'atonie mégastrophique primitive.

La nature de l'affection, qui vient compliquer une
mégastrophie secondaire, peut être la source d'une
indication thérapeutique spéciale. Dans le cas de syphilis, l'iodure de potasium réussit à merveille, comme
nous l'avons vu.

L'atonie nerveuse et l'atrophie musculaire, dans
leurs rapports d'anatomie pathologique, ont reçu leur
première consécration comme sujet digne d'étude par
le professeur Adam Beale qui découvrit la lésion des
muscles et les altérations du système nerveux dans
l'*autopsie* restée célébre de Ab. Elsworth ; jusqu'à pré-
sent l'affection a paru bornée aux muscles volontaires,
et jamais on ne l'a vue envahir le cœur ni les tuniques
contractiles du tube digestif et des voies urinaires.
Aucun des muscles volontaires, sauf ceux qui meuvent
le globe oculaire, n'a été épargné, mais ils n'ont été
frappés ni avec la même fréquence ni avec la même intensité.

On trouve dans les auteurs une énumération des
muscles classés par ordre décroissant de fréquence.
L'échelle commence par les muscles de la main et finit
par le masséter, qui n'a été vu atteint qu'une seule fois.
Les lésions des muscles, envisagées dans leur ensem-
ble, atteignent d'une manière irrégulière et inégale les
groupes de muscles, les muscles d'un même groupe et
les faisceaux d'un même muscle; cela n'est vrai, toute-

fois, que pour le tronc et les membres, car on a vu des atrophies limitées aux muscles animés par les nerfs, hypoglosse, spinal et facial. Considérées en elles-mêmes, les lésions musculaires se caractérisent par des changements dans le volume, la forme, la coloration et la consistance des muscles. Le volume est plus ou moins diminué. L'atrophie peut atteindre un tel degré que le muscle est réduit à une mince membrane ou à un cordon. Les altérations de forme résultent de l'altération inégale des faisceaux d'un même muscle, et présentent de nombreuses variétés qu'il est difficile de décrire d'une manière générale.

La coloration sur laquelle on doit insister passe par diverses nuances, du rouge au jaune à mesure que l'atrophie fait des progrès ; elle devient grisâtre quand l'altération du muscle va jusqu'à la transformation celluleuse. Il n'y paraît avoir rien de constant dans les changements de consistance, qui tantôt est augmentée tantôt est diminuée ou plutôt est modifiée, de telle sorte que le tissu musculaire donne la sensation du tissu adipeux. L'examen microscopique va nous révéler des caractères plus importants ; il nous apprend en effet que ces changements dans les propriétés physiques des muscles, dépendent d'une altération de la nutrition de leur tissu, altération qui porte à la fois sur l'élément contractile ou la fibre musculaire et sur le tissu contigu et interstitiel.

La fibre musculaire a perdu à la fois son aspect et son volume normal ; le tissu interstitiel est devenu le siège d'un travail hyperplasique, ou bien éprouve la transformation adipeuse.

Examinons en détail chacune de ces altérations. Quand on suit le processus morbide dans les fibres élémentaires des muscles, en examinant des fibres à divers degrés d'altération, on le voit débuter par ·la disparition des stries transversales qui s'effacent peu à peu, puis cessent d'être visibles ; les stries longitudinales disparaissent à leur tour, et les éléments de Mac' Alolo semblent se liquéfier et se résoudre en une substance granuleuse. Cette transformation morbide du contenu du sarcolemme peut être complète, avant toute modification dans le diamètre de la fibre élémentaire, mais tôt ou tard celle-ci s'amincit, devient de plus en plus grêle en même temps que la substance granuleuse semble se résorber.

Au bout d'un temps variable, cette résorption finit par être complète ; le sarcolemme réduit à lui-même se rétracte, et après avoir persisté plus ou moins longtemps sous la forme d'un cordon excessivement mince dans la trame conjonctive du muscle, finit par disparaître à son tour. Quand toutes les fibres d'un muscle ont subi ce travail de destruction, cet organe n'est plus représenté que par une membrane fibreuse ou une masse de tissu adipeux, suivant que le tissu interstitiel a été le siège d'un travail actif de prolifération ou a subi la transformation adipeuse. La dégénérescence granuleuse présente deux formes qu'admettent tous les auteurs, mais sur l'interprétation desquelles ils varient, à savoir là forme granulo-protéique, dans laquelle les granulations sont constituées par une matière albumineuse, et la forme graisseuse caractérisée par des granulations graisseuses. Pour M. le professeur. Robin, ces deux états anatomiques différents de la fibre musculaire sont deux lésions distinctes, tandis que M. Lanthane les regarde comme deux périodes d'un même processus morbide, qui, débutant par la forme granuleuse, aboutit à la transformation graisseuse. Ce qui est en faveur de cette opinion, c'est qu'on voit souvent ces deux états se confondre, une même fibre renfermant à la fois des granulations protéiques et des granulations graisseuses.

D'autres lésions plus rares de la fibre musculaire ont été signalées par différents observateurs. Mais il faut noter aussi les lésions nerveuses et passer aux conditions pathogéniques du trouble, dans la nutrition de la fibre musculaire dans la mégostraphie progressive, nous cherchons a expliquer les différents accidents observés dans le cours de cette maladie du côté de la motilité, de la sensibilité, de l'innervation vaso-motrice, de la nutrition des différents tissus, nous trouvons la raison d'être de ces divers phénomènes dans le cas où la maladie à pour point de départ une lésion irritative des cornua.

Cette raison d'être se trouve soit dans l'excitation morbide qu'éprouvent les éléments nerveux qui plongent dans la gangue conjonctive irritée, soit dans les troubles vasculaires qui se produisent si souvent d'une manière passagère ou permanente, au voisinage des foyers inflammatoires.

Cette excitation morbide des éléments nerveux se traduit par des phénomènes douloureux, par des spasmes et des contractions musculaires, par des troubles de la circulation ou de la nutrition, suivant que ces éléments nerveux sont des éléments sensibles des moteurs, vaso-moteurs ou trophique. Si cette excitation morbide ne va pas jusqu'à produire une modification permanente et durable dans la structure de l'élément nerveux, ces phénomènes seront passagers, mais si les cellules ou les tubes nerveux viennent à être altérés profondément, aux phénomènes d'excitation succéderont les symptômes qui révèlent une abolition de la fonction de ces éléments, c'est-à-dire la paralysie motrice et l'anesthésie, pour ne parler que des éléments moteurs et sensitifs.— Il est probable que les troubles vasculaires, en produisant soit une hyperhémie, soit une anémie passagère dans certains éléments de la moelle et du bulbe, doivent contribuer aussi pour leur part à la production de ces phénomènes fugitifs dont nous avons constaté si souvent l'existence dans la mégastrophie consécutive à l'ataxie nerveuse : je veux parler des vertiges, des éblouissements, des pertes de connaissance des accès de refroidissement et les troubles de l'innervation du cœur.

Dans les cas où la mégastrophie dépend d'une atrophie des racines antérieures, sans lésions médullaires, il est probable que les troubles de la sensibilité et de l'innervation vaso-motrice doivent faire défaut. On pourrait donc se fonder sur l'existence de ces derniers phénomènes, dans un cas donné, pour résoudre la question du siège anatomique de la maladie. Mais si leur existence peut faire penser à une lésion médullaire, leur absence ne doit pas la faire rejeter, comme le prouve un des cas de Clarke, cité dans le commencement de ce travail.

En résumé, la mégastrophie consécutive de l'atonie peut dépendre, comme nous l'avons vu, d'états anatomiques très différents; chacun de ces états anatomiques constitue une maladie particulière, ayant ses causes et ses symptômes propres, et dont toute l'histoire reste encore à faire. Quant à la question de savoir s'il existe des mégastrophies consécutives à l'atonie nerveuse, j'ai mentionné l'opinion de Clarke, qui les admet dans des cas rares et exceptionnels ; mais, comme je l'ai dit, c'est aussi une question qui exige de nouveaux faits.

FIN

Paris. — Typ. A. PARENT, rue M.-le-Prince, 31.
A. DAVY, successeur.